AF462289

REMÈDES

A NOS MAUX

PAR

GERMAIN-MIGNOT.

Prix : 75 c.

EN VENTE
Chez DUDRAGNE-BORDET, lib.-éditeur,
à Château-Chinon.
1873.

REMÈDES A NOS MAUX.

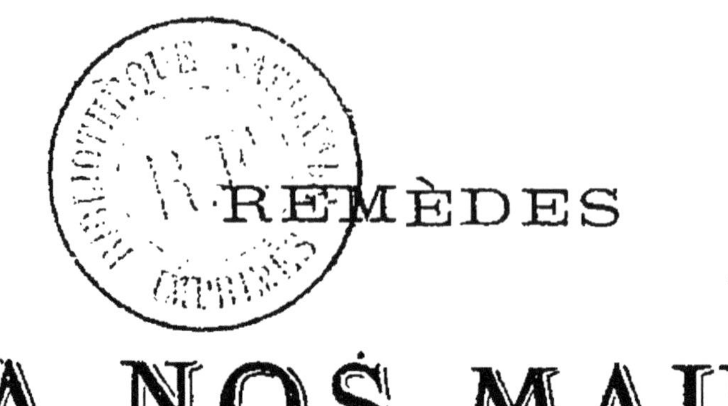

REMÈDES
A NOS MAUX

PAR

GERMAIN-MIGNOT.

EN VENTE
Chez DUDRAGNE-BORDET, lib.-éditeur,
à Château-Chinon.
1873.

REMÈDES A NOS MAUX

LE PASSÉ.

Si nous jetons un coup d'œil rétrospectif sur les événements qui ont précédé la guerre, nous devons reconnaître qu'il se préparait en France un véritable cataclysme dont nul ne pouvait préjuger les résultats et le caractère. Tout le monde s'accordait sur le même point, à savoir que la position n'était plus tenable, et cependant la France était à son apogée de luxe, de bien-être et de fortune publique. L'argent n'avait plus de valeur tant il était abondant; l'or avait pour ainsi dire remplacé le billon; si l'État faisait un emprunt, il était couvert et au-delà dans quelques heures, et cependant tout le monde se plaignait, tant-il est vrai qu'on n'est jamais content de son sort. L'ouvrier qui, dans nos petites contrées, gagnait de cinq à six francs par jour, ne cessait de dire : la position n'est plus tenable, les vivres sont trop chers. Il ne remarquait pas qu'il perdait un jour ou deux dans la semaine, qu'il vivait mieux que le rentier, que sa femme dépensait follement autant que la châtelaine, et qu'il pouvait faire des économies au lieu de tout dépenser. Il demandait des libertés et un changement de gouvernement, qu'avait-il à y gagner, lui ?

L'industriel, de son côté, qui occupait ces ouvriers et qui gagnait des sommes fabuleuses, de trente à quarante mille francs par an, n'était pas satisfait non plus, il demandait quoi ? des libertés; souvent il était froissé parcequ'il avait échoué comme candidat au Conseil général, d'arrondissement et même communal; il se croyait plus apte que son vainqueur, et attribuait sa défaite à l'influence du Gouvernement : de là un ennemi quand même de celui-ci.

Les commerçants s'étaient tellement multipliés que les bénéfices n'étaient plus suffisants pour faire face au luxe et au bien-être devenus une nécessité de l'époque. Quand vous pénétriez dans une petite ville, même dans un bourg, à droite et à gauche vous ne voyiez qu'enseignes : marchands de vins, épiciers, nouveautés, cafés, etc.. Tout le monde faisait le négoce, et on se demandait quelquefois où pouvait être le client ; cette classe aussi, en raison de la grande concurrence et des bénéfices médiocres qui en résultaient, était peu satisfaite et criait aussi contre la chèreté des subsistances et des loyers; la plupart d'entr'eux attribuait ce malaise au Gouverment et faisait chorus avec l'opposition.

Les petits rentiers étaient peu satisfaits de

leur côté; ils plaçaient difficilement leurs capitaux, et le taux avait une tendance constante à diminuer ; c'était pour eux un travail incessant de faire fructifier leur avoir pour en retirer de quoi vivre. Dans cette classe il se trouvait également des mécontents qui attribuaient au Gouvernement d'être la cause de cet état de choses : de là de l'opposition.

La campagne seule était conservatrice. Ses produits s'écoulaient bien et les prix s'élevaient chaque année ; les progrès en agriculture secondaient les efforts du travailleur, devenu propriétaire par suite du morcellement des grands domaines, il s'enrichissait vite, il transformait des terres en prés, utilisait les eaux pour les irrigations; il pouvait tripler sa fortune en quelques années, de là la dissidence des votes entre la ville et la campagne. Laquelle avait tort, laquelle avait raison ? Lecteurs, soyez juges; la question est nettement posée.

Les intérêts de ces deux grandes classes étant diamétralement opposés, puisque l'une produit ce que l'autre consomme, que la première a intérêt à vendre le plus cher possible, et la seconde à payer le meilleur marché possible, on trouvera toujours un désaccord naturel entre elles; le remède quoique difficile, mais possible pourtant, sera indiqué plus loin.

Aussi les vues de la ville ne seront jamais que très difficilement acceptées par la campagne; il suffit que la première demande une forme de Gouvernement pour que la seconde la repousse sans beaucoup d'examen.

Parmi les diverses classes composant les villes, et dites mécontentes, toutes se sont dites républicaines pour obtenir un changement de Gouvernement, sans s'occuper, pour la plupart, si elles savaient ce que voulait dire ce beau mot, et si elles étaient à même d'en faire l'application. Les uns voyaient l'occupation d'une place qu'ils avaient briguée trop longtemps sans pouvoir l'obtenir : c'étaient les meneurs. Les autres espéraient le pillage et la division, en leur faveur, de propriétés qu'ils convoitent et qui appartiennent depuis trop d'années déjà au même propriétaire. Les premiers ont de l'intelligence, font beaucoup de bruit, poussent, par d'excellentes raisons, les autres au patriotisme, les excitent à prendre les armes, mais ils ont soin des leurs; ils savent les soustraire au danger en les exonérant du service par l'occupation d'emplois sédentaires. Dans toutes les villes on voit de ces exemples. Ceux-ci ne peuvent rien perdre, ils occupent les places temporairement et parviennent souvent à s'y maintenir. Quant aux autres, ils n'ont guère à espérer, le partage n'étant pas possible ; aussi, quand ils voient leurs espérances déçues, qualifient-ils de traîtres ces meneurs, et quelquefois leur font payer de la vie cette prétendue trahison; on trouverait à peine un vingtième de gens, pris dans toutes les classes, qui pourraient être appelés républicains, et ceux-là même taisent leur opinion, ils se contentent d'être honnêtes, désintéressés, aiment le calme et font du bien à leurs semblables.

EMPIRE.

L'histoire dira du règne de Napoléon III qu'il a été l'un des plus prospères de la France, que la fortune publique et privée s'étaient accrues prodigieusement, que toutes les classes vivaient dans l'aisance et dans le bien-être, mais par contre que c'était un règne de corruption et dont le Gouvernement semblait se poser comme exemple, c'était l'âge d'or dont parle l'histoire sur les cités antiques.

Au milieu de ce faste qui partait d'en haut et qui était descendu jusqu'aux plus petits bourgs, la société avait disparu, l'immoralité était à son comble ; on ne respectait ni la religion, ni ses ministres ; ceux même qui avaient des sentiments religieux ne les professaient pas sans être l'objet de critiques et de mépris apparent, enfin, comme disait Bossuet, « tout était Dieu excepté Dieu lui-même. »

Au milieu de ce dédale sans exemple, il semble que Dieu ait voulu mettre fin à toutes ces récriminations mal fondées. Sa colère sera-t-elle apaisée après tant de désastres ? Lui seul le sait. Cependant les faits trop regrettables qui se passent dans nos grandes cités, à Paris surtout, indiquent que tout n'est pas fini, et que l'épreuve est insuffisante pour opérer chez nous une réforme radicale et une transformation indispensable pour nous conserver la vie et le nom de notre nation. Les plus incrédules en réfléchissant verraient même le doigt de Dieu dans la guerre qui vient d'avoir lieu. Dès le commencement de cette guerre, le temps a toujours été contraire à nos armes. Grande sécheresse qui permettait à nos ennemis de passer les fleuves à pieds secs, hiver d'une rigueur insupportable, et dire que le jour de l'armistice seulement le temps s'est rétabli comme par enchantement.

LES AUTEURS DE LA GUERRE.

Les véritables auteurs de la guerre, des troubles intérieurs, ne sont pas seulement nos Gouvernants, c'est cette fraction d'hommes égoïstes, ambitieux, sans foi, sans conduite, sans politique même, qui osent s'appeler républicains et qui ne craignent pas de salir ce nom, n'ayant pas même l'idée de sa signification.

Ennemis du travail, de la religion, de la fortune d'autrui, mais partisans du vol, du désordre, de l'oisiveté, des jeux, de l'ivrognerie, d'immoralités de toutes sortes, ils voudraient renverser le monde en s'appuyant sur le mot Liberté. Insensés! Ils ont l'espoir d'améliorer leur sort et de rencontrer quelque bonheur, mais c'est en vain, ils n'auront jamais de satisfaction personnelle, elle ne se trouve pas dans des orgies immondes, dans des occupations impies, c'est ailleurs. Ces natures perverses sont pour la plupart des pères de famille; vous les voyez pérorer sur les places publiques, au milieu de certains groupes qui ont la sottise de les écouter. Rentrés chez eux, ils sont reçus par une femme en pleurs, n'ayant pas même de pain pour elle et ses enfants, de là des discussions sans fin et même des prises de corps. Dans son quartier, l'orateur est peu goûté, il doit s'éloigner dans un faubourg où il n'est pas connu, c'est là qu'il peut avoir quelque succès. S'il réussit bien, on en fait un adjoint, un maire et au besoin un député : triste affaire !!...

Eh bien ! ce sont ces gens qui voudraient gouverner la France; ils se font arme de tout et croient tout savoir, et comme tout ce qui se fait dans ce bas monde n'est pas parfait, ils s'attaquent au côté faible et savent, comme le disait Boileau, « que la critique est facile et l'art difficile, » ils le pensent mais ne le disent pas. Ils s'opposent à tout Gouvernement d'ordre; ils ont voulu renverser l'Empire en proclamant la République, aujourd'hui ils veulent renverser cette même République à laquelle ils font une opposition incessante. Leur but unique est d'arriver au pouvoir, et pour y arriver ils aveuglent les masses; ils promettent les denrées alimentaires à bon marché et la suppression des impôts en faveur de leurs prosélytes; ils ne veulent ni religion, ni ministres du culte, mais aussitôt en place, ils deviennent hommes d'ordre à leur tour et les plus grands défenseurs du culte : voyez MM. Cantonnet, Jules Simon et tant d'autres; donnez-leur des places et vous verrez en eux d'autres hommes; pauvres Français, que nous sommes aveugles !

Vous les avez vu au 4 septembre, après la prise de Sédan, introniser au pinacle l'opposition extrême, composée du *général* Gambetta, Jules Favre, Ernest Picard, etc., enfin les onze plus rouges qui existaient à la chambre, suivant eux; mais ils ont été déçus dans leurs espérances, ces messieurs n'étaient pas sanguinaires ni pillards; aussi les mettent-ils en accusation, et s'il leur était permis de s'en emparer, ils seraient fusillés sans merci. Voilà la caste de ces misérables qui osent se dire républicains. Vous en trouverez en quantité à Paris, de toutes nationalités et d'antécédents plus ou moins stygmatisés, dans toutes les villes et même dans les campagnes, mais ceux-ci sont moins osés parceque le nombre est petit relativement.

Cependant ce Gouvernement dit de la Défense Nationale a été scrupuleusement obéi par toutes les classes; sa mission était difficile, il est vrai, mais le patriotisme ne lui a pas fait défaut. Tout le monde partait comme par enchantement, même dans les classes riches et nobles, et pourtant on a toujours considéré ceux-ci comme *réacs*, par abréviation de réactionnaires. Ce terme nouveau était admis dans les cercles et cafés. On doit cependant rendre justice à cette classe, car des ducs, des comtes et des barons se sont dévoués personnellement sans y être obligés par le sort; tout le monde en connaît, car tous les départements en ont fourni; mais les braillards leur en veulent, c'est-à-dire à leur fortune, je suppose. Si ces mêmes hommes avaient vu un Gouvernement bien établi, sous la forme d'un empire ou d'une royauté, faire les mêmes levées en hommes et en argent, ils se seraient certainement récriés et auraient poussé à une révolution; c'est triste à dire et cependant c'est une vérité. Ne les a-t-on pas vus depuis Sadowa, dans toutes les séances rappeler cette victoire des Prussiens, pousser par là le Gouvernement à faire la guerre à l'Allemagne, mais en même temps s'opposer à toutes mesures défensives, et demander la suppression de l'armée; que voulaient-ils donc? la ruine du Pays, car eux n'avaient rien à perdre et n'ignoraient pas les intentions de la Prusse au sujet de la France. Cette même opposition qui reprochait Sadowa au Gouvernement était injuste, car au moment de cette guerre tous les partis en France trouvaient l'Autriche trop puissante, et supposaient qu'elle tiendrait facilement tête à la Prusse et à l'Italie, témoin la proclamation du général autrichien Bénédeck, mais on s'était trompé; quand le résultat fut connu on en fit un reproche au Gouvernement.

Ils ont prétendu que le vote du 8 mai, par l'immense majorité des *oui*, avait amené la guerre : ce n'est pas mon opinion. Les *non* eussent-ils triomphé que la guerre serait arrivée plus tôt et peut-être eût-elle été précédée de la guerre civile. Cette guerre était donc inévitable avec la Prusse qui nous obligeait, depuis trop longtemps déjà , à avoir une masse d'hommes sous les armes, ce qui était la principale cause de notre ruine financière. Il fallait donc en venir aux mains tôt ou tard; il est bien à regretter que nous ne fussions pas en mesure comme nous le pensions. Napoléon III établirait-il qu'il a été trompé et volé par ses ministres, ce qui doit être vrai, car lui, Empereur, n'avait pas intérêt à se trahir et à voir expulser sa dynastie du trône de France; il n'en avait cependant pas moins toute la responsabilité, c'est ce qui fait dire par une certaine classe que l'Empereur a trahi : c'est illogique.

L'Empereur gouvernait un peuple difficile pour ne pas dire impossible à gouverner; il voulait, pour avoir la paix, donner satisfaction à toutes les classes ; par là même il s'est perdu. Il me représente un père débonnaire qui n'a plus d'autorité sur ses enfants, ceux-ci méconnaissant ses droits lui manquent de respect; mieux vaudrait pour lui la mort. Napoléon III en était là; la presse avait toute liberté, même d'insulter le Chef de l'État. Il était obligé de changer de ministres tous les huit jours. Ces derniers, plus ou moins dévoués, l'exploitaient et le trompaient; l'Empire marchait à sa perte. Qu'aurait-on dit s'il avait comme en ces derniers temps supprimé six journaux le même jour, et s'il avait surtout lancé un décret comme celui de Bordeaux, émanant de Gambetta et éliminant sottement, comme députés, les sénateurs, préfets et tous anciens députés ayant eu le titre de candidats officiels. Soyons justes pour reconnaître que si des faits semblables s'étaient passés sous l'Empire, le drapeau rouge eût été arboré dans toutes les villes, et que la guerre civile devenait générale en France.

DES CANDIDATURES OFFICIELLES.

On a beaucoup critiqué les candidatures officielles sous l'Empire, cependant de tout temps elles ont existé et dans ce moment plus que jamais. Ainsi le vote au chef-lieu de canton est une preuve de pression, car on sait que la ville a un autre esprit que la campagne. On a pensé que la ville aurait une grande influence sur les classes rurales et que la distance empêcherait le déplacement des électeurs. Cependant le résultat n'a pas été satisfaisant pour les auteurs du décret, et Dieu sait ce qu'ont fait les nouveaux maires dans l'intérêt de la cause *dite* républicaine ! Remarquons que les candidats proposés par l'Empire, et non imposés, étaient généralement bien choisis sous le rapport des capacités et de l'honorabilité, autrement leur réussite eût été moins certaine. Du reste et sans partialité on doit dire que tout Gouvernement, quelle que soit sa forme, ne conserve que des hommes dévoués à sa cause ou considérés comme tels, lorsqu'ils occupent des emplois publics. Tout homme qui soutiendrait le contraire mentirait impudemment.

Le grand tort d'un Gouvernement nouveau est de mettre de côté tous les fonctionnaires sans examen de mérite. Ces hommes qui ont la théorie et la pratique du poste qu'ils occupent, peuvent très-bien servir la cause du nouveau-né ; ils ne sont souvent remplacés que par des ambitieux se disant dévoués au Gouvernement remplaçant, parce qu'ils en sont inconnus, et manquant de capacités pour remplir la mission à laquelle ils aspirent. C'est un moyen de faire des mécontents et de semer la division chez une nation. On en trouve trop d'exemples malheureusement sous le règne de Gambetta; aussi combien d'abus et de vols n'en sont-ils pas résultés.

NÉCESSITÉ DE L'UNION.

Si la chose était possible, ce serait de nous

unir sans nous occuper de la divergence de nos sentiments politiques et religieux; il faudrait nous dire Patriotes et Français, et mettre de côté toute forme de Gouvernement ultérieur. Tout le parti de l'ordre, et, Dieu merci, il représente les dix-neuf vingtièmes de la population au moins, demande la même chose : le meilleur Gouvernement possible, l'ordre, la tranquillité, le commerce, et, par ce moyen, nous pourrions encore conserver le nom de la France; autrement, si nous nous divisons, notre perte est certaine et même prochaine, car deux grandes puissances nous convoitent, la Prusse et la Russie.

Je lis dans une brochure du P. Marchal, auteur du — Drame de Metz, — les considérations suivantes :

« Il en a coûté à la France une province et dix milliards pour se débarrasser du césar qu'elle s'était donné, et qu'elle avait supporté

vingt ans. C'est énorme, c'est horrible, et le cœur saigne quand on y pense. Cependant, si nous savons profiter de la leçon pour nous débarrasser des vices qui nous ont valu la défaite après la honte de la servitude, tout peut encore se réparer, et nous n'aurons qu'à nous applaudir de nos malheurs. La liberté ne coûte jamais trop cher, et seule, elle a dans ses mains bénies assez de baume pour cicatriser nos blessures.

« Oh ! si nous étions assez généreux pour abdiquer nos rancunes, nos préférences et nos préjugés, la France verrait encore de beaux jours et son rayonnement éblouirait le monde.

« La République, *res publica*, serait représentée, dirigée par toutes les forces vives de la France réunies en un seul faisceau et n'ayant pour mobile que l'intérêt de la Patrie. Toutes les capacités, toutes les notabilités, tous les mérites pourraient, sans apostasier, sans forfaire à l'honneur, travailler de concert à la prospérité de la Patrie, et la meilleure part de notre énergie ne se dépenserait plus en pure perte dans les luttes de partis.

« Notre Assemblée Nationale réaliserait en quelques années des milliards d'économie, par une suite de mesures salutaires et réparatrices. Il lui suffirait pour cela de diminuer les gros traitements et de supprimer la moitié de nos fonctionnaires. Seule elle pourrait braver toutes les colères et mépriser toutes les clameurs en mettant à nu, par un contrôle sévère, toutes les dilapidations et en forçant à la restitution les courtisans affamés de tous les dictateurs.

« L'armée refaite à neuf cesserait d'être une garde prétorienne fort dispendieuse pour devenir une armée vraiment notionale. Nos officiers ne seraient plus des coqs de salon commandant à des troupiers, mais des hommes de guerre commandant à des citoyens. Nos soldats célibataires ne s'abrutiraient plus dans la vie de garnison, mais après avoir manié le fusil dans les camps, ils rapporteraient au foyer, avec leurs vertus austères et leurs membres aguerris, ce labeur fécond qui multiplie la richesse par la sueur.

« La commune, la province vivraient de leur vie propre sans subir à chaque instant la tyrannie d'une excessive civilisation, ou les entraves d'une bureaucratie tracassière et insolente. Le Préfet serait un gouverneur honoré au lieu de n'être qu'un commis disposé à toutes les complaisances de peur d'être révoqué; et le Maire librement élu cesserait d'être l'obséquieux serviteur du Sous-Préfet pour devenir le magistrat respecté de la commune.

« L'âme de la France trouvant un vaste

débouché dans les émotions de la vie publique, s'intéresserait aux affaires du Pays. Moins avides de chroniques scandaleuses, de boudoirs ou d'alcôves, dont la rassasiait la petite presse de l'Empire, elle prendrait goût aux questions sérieuses de la tribune et rechercherait de préférence la lecture saine de la grande presse politique.

« Le prêtre n'étant plus suspect de regretter un passé qui ne saurait revivre, cesserait d'être considéré comme le soldat salarié de la réaction et haï comme tel. Abandonnant une bonne fois l'alliance compromettante d'une royauté éphémère, il s'habituerait à compter sur Dieu bien plus que sur César, et serait d'autant plus vénéré par les peuples qu'on ne verrait plus en lui le complice intéressé de la monarchie, mais l'apôtre sincère de la Justice et de la Charité.

« Nos magistrats inamovibles ne seraient

plus tentés d'immoler leur conscience et leur dignité devant le crime triomphant, en se prêtant pour lui complaire à de honteux compromis. Représentants intègres de la Justice, ils tiendraient toujours la balance avec une âme impartiale, et se verraient d'autant plus respectés qu'ils « rendraient des arrêts au lieu de rendre des services. »

« Sans doute, l'anarchie est affreuse : mais si horrible qu'on la suppose, elle n'est ordinairement qu'un orage transitoire qui compromet plus ou moins les intérêts matériels; tandis que la monarchie, à moins d'être quasi-républicaine, énerve fatalement les corps et les âmes.

« La vie publique étant interdite aux peuples qui la subissent, il ne leur reste comme moyen d'élévation que la richesse, et pour occupation sérieuse que celle de l'acquérir. La soif du lucre s'empare des cœurs. Toute charge se mesure à son traitement, et tout homme à son profit. Le luxe croît avec la cupidité et la luxure. Tout mérite sérieux est suspect, toute personnalité brillante fait peur, et la médiocrité servile seule peut se flatter de réussir. Une oisiveté forcée provoque une énergique débauche, et la force des âmes se dépense à se flétrir. Les cœurs se traînent après des offices qui leur ressemblent, et l'on regarde comme une faveur insigne le titre de page ou de chambellan. Un échange se fait entre la corruption qui monte et la corruption qui descend. Le peuple crie : *Panem et circenses* ! Le maître répond : Pourrissez en paix, mais ne faites point de bruit. »

Les paroles pleines de vérités du Père Marchal n'ont pas besoin de commentaires; contentons-nous de suivre l'exemple qu'il nous propose, unissons-nous et bientôt nous pourrons payer à la Prusse nos milliards avec des boulets et des balles.

Ne nous laissons pas intimider par la sanglante défaite que nous venons d'éprouver, soyons fermes et n'oublions pas que le Prussien ne peut se mesurer avec le Français à avantages égaux; un Français vaut deux Prussiens. Les premiers combats de l'armée prussienne et de notre armée attestent ce fait.

Ainsi, à la première rencontre de Saarbrück, le 2 Août, les troupes engagées du général Bataille étaient égales à celles de l'ennemi; la victoire est restée à la France.

A Wissembourg, le 4 Août, le général Abel Douay n'avait que 6,000 hommes contre 30,000; il s'est battu pendant une partie de la journée, et il s'est fait tuer lorsque ses soldats étaient écrasés par le nombre et en voulant protéger la retraite.

A Wœrt et à Reischoffen, le 6 août, le maréchal Mac-Mahon n'avait que 35,000 hommes contre 120,000 du Prince royal qu'il a tenu en échec pendant toute une journée.

A Forbac, le 7 août, les 30,000 hommes du général Frossard, malgré le désavantage d'une surprise, pouvaient jusqu'au soir espérer la victoire contre les 70,000 hommes de général Steinmetz.

A Borny, le 14 août, le maréchal Bazaine, à la tête de 120,000 hommes, luttait avec avantage contre 250,000 hommes.

A Gravelotte, le 16, dans les mêmes conditions numériques, il remportait une véritable victoire ; malheureusement il commettait la faute de remettre au lendemain la retraite sur Verdun pour avoir voulu donner aux troupes un jour de repos.

A Mars-la-Tour, le 18 août, il eût été certainement victorieux, plus complément encore que dans les deux premières batailles, contre un ennemi deux fois supérieur en nombre, si à la fin de la journée le général de Moltke n'était pas venu au secours des armées allemandes avec 70,000 hommes des meilleures troupes du roi, en grande partie composées de sa garde.

Ce fut cette dernière bataille qui obligea Bazaine à se réfugier dans Metz, qu'il ne put plus quitter.

Il est facile de voir d'après ces quelques faits historiques que le Français est de beaucoup supérieur au Prussien, et que partout la victoire devait suivre nos armées; mais malheureusement bien des fautes ont été commises depuis le commencement jusqu'à la fin de cette terrible et funeste guerre ; en principe, infériorité en nombre du côte des nôtres; les Prussiens en effet avaient 7 à 900,000 hommes sous les armes, tandis que nous en avions à peine 300,000; incurie et trahison de la part des chefs; en second lieu, hommes suffisants mais manquant de tout, mal vêtus, mal armés, mal nourris, sans discipline; ayant pour Chef et pour Généralissime un avocat qui a fait tout ce qu'il a pu, dit-on, mais qui n'avait aucun talent militaire, et qui a démoralisé tous les chefs en voulant s'immiscer dans la stratégie militaire dont il ne possédait pas les premières notions.

DÉFENSE VICIEUSE.

Au lieu d'organiser la France militairement, il l'avait organisée civilement comme en temps de paix. Les Préfets, Sous-Préfets et autres agents choisis par Gambetta, comme devant préparer la Défense nationale, étaient pour la plupart des avocats, des médecins et quelques négociants. N'eût-il pas mieux valu prendre des anciens militaires, et les placer à la tête de chaque arrondissement et de chaque chef-lieu de canton, avec ordre d'établir une grande discipline, d'habituer les gardes nationaux et les mobiles aux exercices et au tir. Rien de tout cela n'a été fait. Si après le 4 septembre on avait exercé tout le monde comme il est dit, et qu'en admettant le départ des mobiles et mobilisés déjà instruits, toutes les communes se fussent, en cas de danger, réunies au canton sur un ordre, même au son des cloches, deux heures auraient suffi pour avoir au chef-lieu toutes les communes; tous les cantons auraient pu à leur tour se trouver au chef-lieu d'arrondissement, dans une journée, et former une armée de 10,000 hommes; tous les arrondissements, dans un moment donné, auraient pu se rendre sur le lieu menacé et former ainsi une armée de 40,000 hommes au moins par département, et venir en aide au besoin à un département voisin. Deux départements réunis auraient donc fourni une armée de 80,000 hommes, et si l'on avait suivi ce système, jamais la France n'eût été envahie; jamais on n'aurait vu un département, une grande ville pillés, saccagés par cinq ou six mille Prussiens et quelquefois moins. Mais, dira-t-on, on n'avait pas d'armes, pas de munitions; c'est de la plaisanterie. Les fusils de chasse étaient tellement répandus qu'en les réquisitionnant on aurait presque armé tous les hommes valides; puis, n'était-il pas très-simple de recommander à chacun de se procurer quelques centaines de balles, c'était l'affaire de quelques jours, et ces fusils valaient les chassepots pour le cas particulier, car il ne s'agissait pas de batailles rangées, mais bien de surprises. C'était une guerre de guérillas; chaque lieu attaqué présentait des positions à garder, des bois, des ravins; un homme avec dix balles pouvait tuer cinq prussiens, car il devait tirer presqu'à coup sûr.

Puis chaque commune, chaque canton auraient voulu se signaler; on aurait rarement vu des lâches, tandis que, en opérant comme on l'a fait, chaque fraction ne pouvait se défendre isolément, cinquante prussiens pouvaient désarmer toutes les communes une à une, et c'est ce qu'ils ont fait. La différence des deux systèmes est facile à apprécier ; la chose qui nous manque c'est l'union; ne vaudrait-il pas mieux tuer des prussiens que des frères? Prêchons donc la concorde comme salut; ne nous occupons pas des opinions diverses, soyons patriotes avant tout.

Que nous soyons républicains, orléanistes ou bonapartistes, ceci doit être secondaire; sauvons la France d'abord au lieu de la perdre.

NOUVELLE ORGANISATION DE NOTRE ARMÉE.

Cette organisation est en dehors de l'armée régulière. Voici, selon le général Louis Du Temple, comme on devrait procéder pour arriver à un résultat satisfaisant; nous lui donnons la parole, il s'exprime ainsi :

« La France a été trop profondément humiliée, trop cruellement traitée pour oublier; bientôt, je l'espère, elle voudra venger un tel affront. C'est maintenant une haine à mort entre la France et l'Allemagne. Chaque jour nous aurons sous les yeux les infâmes brigandages de ces armées de bandits qui ont passé sur le pays, ne laissant que cadavres, ruines et misère.

« La préoccupation qui va tout dominer, devant laquelle tout va s'incliner, est évidemment la réorganisation de l'armée française. Malgré les immenses désastres de cette campagne, il reste démontré que jamais les soldats allemands ne pourront lutter contre les nôtres sans une supériorité de nombre considérable. Si nos troupes avaient été disciplinées et mieux conduites, si le peuple avait voulu résister ou s'il avait eu le courage de le faire, aucuns des ennemis ne seraient rentrés en Allemagne. Répétons-le encore : nous avons été battus par les officiers Prussiens qui ont montré une supériorité écrasante sur les nôtres. Tel est le mal qu'il faut arriver à faire disparaître.

« Pour reconstituer l'armée en France, il faut nécessairement renoncer aux systèmes suivis jusqu'à ce jour, et qui ont donné de si mauvais résultats à tous les points de vue.

« Il est indispensable tout d'abord d'introduire l'unité partout, dans la provenance des troupes, dans leur uniforme et dans leur armement. La réunion des hommes composant l'armée proprement dite, avec des mobiles et des mobilisés, ne donnera jamais que des masses de soldats armés ne présentant aucune solidité. L'élection pour les officiers a produit de trop mauvais choix pour que l'on tente de nouveau l'épreuve. Il faut rompre avec le passé, faire entrer dans l'armée tout ce qui peut, un jour, être envoyé ou se trouver devant l'ennemi; il faut surtout ne donner les grades qu'au concours.

« Avec la possibilité de se faire remplacer, il n'y a parmi nos soldats que peu de jeunes gens possédant de l'instruction ou ayant reçu une certaine éducation; aussi le niveau moral de nos troupes tend-il plutôt à descendre qu'à monter.

« Les sous-officiers sont peu instruits, et leur passage au grade d'officier concourt à faire baisser le niveau intellectuel apporté par les élèves des écoles. Donc plus de remplacement possible, et instruisez les soldats et les sous-officiers.

« La garde nationale, avec son organisation présente, est, ou incapable de rendre aucun service, ou un élément de désordre; les mauvais citoyens, quoiqu'en petit nombre, l'emportent toujours sur les honnêtes gens si souvent sans énergie. Du reste, c'est un corps sans unité, sans vigueur et sans discipline, sur lequel il n'y a pas à compter. Faites de la garde nationale un ban de l'armée, soumise comme elle aux lois militaires, et elle sera transformée en une force véritable.

« Les dispositions suivantes donneraient satisfaction à toutes ces exigences :

Tout Français soldat de 20 à 40 ans.
1er Ban, de 20 à 25 ans;
2me Ban, de 25 à 30 ans;
3me Ban, de 30 à 35 ans;
4me Ban, de 35 à 40 ans;

« Aucune exemption possible en dehors des incapacités physiques.

« Le premier ban constituerait l'armée proprement dite; chaque année il passerait six mois dans les camps d'instruction. Il ne devrait jamais être en garnison dans les villes.

« Cette dernière condition est la plus importante au point de vue de la moralisation des troupes. Car, il faut l'avouer, l'armée, qui ne devrait renvoyer que des hommes ayant la conscience du devoir, a été généralement une école de paresse et de libertinage. La vie de garnison désapprend du travail, de la sobriété et de la bonne conduite. Rarement les hommes enlevés aux campagnes y reviennent avec le désir de reprendre l'existence de leurs parents. Ils ne sont plus faits à cette vie de labeurs et de privations, aussi cherchent-ils à se fixer dans les villes, et les campagnes se dépeuplent au grand détriment de l'industrie agricole, la plus importante de toutes cependant.

« Pour les officiers, même danger. Dans les cafés, dans les mauvais lieux, ils perdent l'usage du monde; ils oublient ce qu'ils ont appris dans les écoles; contractent de mauvaises habitudes, et souvent leur santé est compromise pour toute leur existence dès le début de leur carrière.

« Pendant les autres six mois de l'année, les hommes du 1er ban rentreraient chez eux et reprendraient la vie qu'ils ont abandonnée momentanément. On ne conserverait que les cadres des compagnies et les officiers pour-

perfectionner leur instruction et préparer les concours pour les différents grades. Mais, deux mois avant la réunion des camps, tous seraient envoyés en congé, de manière à ne pas séparer trop longtemps ces hommes de leur famille, dont l'influence pourrait être ainsi conservée dans toute sa force. De cette manière, les soldats du 1er ban ne quitteraient pas, en quelque sorte, leurs parents qui auraient la possibilité de les suivre dans la vie, qui commence pour la plus grande partie d'entre eux.

« Pendant ces deux mois de vacance, les officiers seraient comme en mission dans les localités qu'ils iraient habiter. Chacun d'eux rapporterait une étude complète, au point de vue militaire, du pays qu'il aurait parcouru. Il traiterait la question sous tous ses points principaux : attaque, défense, retraite, approvisionnements.

« Des dispositions particulières pourraient

permettre de placer, pendant l'hiver, les chevaux de la cavalerie, de l'artillerie et du train en pension chez les fermiers du département dans lequel le camp d'instruction serait formé. Il y a évidemment beaucoup de questions de détail que je laisse de côté.

« Les trois autres bans resteraient dans leurs foyers. Le deuxième passerait deux mois d'été dans les camps d'instruction, le troisième un mois. Quant au quatrième, il constituerait la garde nationale proprement dite, et serait spécialement chargé du service militaire dans les villes et dans les communes. Des prises d'armes une fois par trimestre réuniraient les gardes nationaux dans chaque canton.

« Le maintien de l'ordre dans les villes et les campagnes par le 4me ban aurait plusieurs avantages : il conserverait l'esprit militaire dans la population entière. Le respect aux lois serait confié à ceux-là mêmes qui y sont le plus intéressés. La connaissance des lieux et des personnes lui donnerait une très-grande facilité pour la répression de tous les délits et l'arrestation des criminels qui auraient beaucoup moins de chances à se soustraire aux peines qu'ils pourraient encourir.

« Dans tous les bans, les cadres seraient formés au moyen du concours; il en serait de même pour les officiers, dont l'avancement se ferait par bataillon jusqu'au grade de chef de bataillon inclusivement.

« Pour le grade de caporal, tout soldat pourrait concourir; pour celui de sergent, tout caporal; pour celui de sous-lieutenant, les sergents et les élèves des écoles militaires; pour celui de lieutenant, les sous-lieutenants; pour celui de capitaine, les lieutenants; pour celui de chef de bataillon, les capitaines.

« Un officier d'une arme quelconque pourrait passer dans une autre en concourant avec les candidats de cette arme pour les places vacantes. Il serait établi une limite d'âge pour chaque grade, de manière à ne pas laisser les cadres encombrés par de vieux officiers incapables. Arrivé à cette limite, tout officier serait mis en retraite avec pension proportionnelle à son temps de service.

« Dans chaque bataillon, escadron ou réunion de deux batteries du 1er ban, des cours obligatoires seraient faits chaque jour sur les matières exigées pour chaque grade. Les soldats seraient forcés de suivre l'école élémentaire et tout homme arrivé au bout de son temps de service dans le 1er ban sans savoir lire, écrire et compter, y serait conservé jusqu'à ce qu'il ait acquis cette instruction première.

« Les sergents et maréchaux des logis, déclarés admissibles dans un concours pour le grade de sous-lieutenant, seraient nommés élèves officiers. Ils auraient le pas sur les simples sergents, mais resteraient soumis aux sous-lieutenants. Ils rempliraient les fonctions d'adjudants sous-officiers, de sergents-majors, de sergents-fourriers et de sergents, sans que leur nombre, joint à celui des simples sergents, puisse dépasser le chiffre réglementaire des sous-officiers d'un bataillon ou d'un escadron.

« Le corps d'état-major serait une arme spéciale. Le droit de concourir pour le grade de lieutenant ne serait accordé qu'aux sous-lieutenants et lieutenants qui auraient été nommés au concours lieutenants dans chacune des armes de l'armée. Pour les autres grades, l'avancement aurait lieu comme dans l'armée. Ce corps serait chargé de tous les services généraux : places de campagne, reconnaissances, approvisionnements de toutes sortes, etc. L'ancien corps de l'intendance serait fondu dans l'état-major, dont les officiers exerceraient leurs différentes attributions sous le commandement des Généraux d'armée, seuls responsables de la conduite et de l'alimentation des troupes placées sous leur commandement.

« La conduite, la moralité, la tenue et l'éducation de tout candidat à un grade quelconque, seraient préalablement examinées par tous les officiers de son bataillon du grade qu'il désire obtenir. Cette cour d'honneur aurait le droit d'écarter du concours les candidats qui ne lui paraîtraient pas dignes.

« Le bataillon et l'escadron seraient les éléments divisionnaires de l'armée. Trois bataillons ou trois escadrons formeraient des groupes répondant à nos anciens régiments, dont les colonels seraient nommés au concours parmi tous les chefs de bataillons de la même arme. Des services rendus, démontrés et reconnus, conduiraient les colonels au grade de général de brigade, et ces derniers au grade de général de division.

« Les commandants d'armée seraient nommés par le pouvoir exécutif parmi les généraux de division, sans tenir compte de l'ancienneté.

« Tous les ans, des sujets d'un intérêt militaire seraient mis au concours, et pourraient faire obtenir aux plus méritants des récompenses particulières, mais en dehors des grades.

« Chaque brigade devrait être une petite armée pouvant agir seule, et, par suite, ayant tout ce qui est nécessaire pour opérer. Elle serait d'environ 10,000 hommes ainsi décomposés :

Deux régiments d'infanterie;
Un régiment de cavalerie;
Un régiment d'artillerie;
Une compagnie de génie;
Un escadron du train;
Une compagnie d'éclaireurs;
Un équipage de pont;
Un télégraphe;

Une ambulance;

Une compagnie d'ouvriers.

Une division serait composée de trois brigades.

Un corps d'armée aurait trois divisions, et une armée trois corps d'armée.

Ainsi une brigade aurait environ 10,000 hommes, 2,000 chevaux, 36 pièces d'artillerie. Une division, 30,000 hommes, 6,000 chevaux, 108 pièces de canon. Un corps d'armée 90,000 à 100,000 hommes, 18,000 chevaux et 324 pièces de canon. Une armée, environ 300,000 hommes, 54,000 chevaux et 972 pièces d'artillerie.

La France posséderait quatre armées : celle du nord, celle du midi, celle de l'est et celle de l'ouest.

Les questions qui semblent, pour le moment, les plus importantes à étudier sont les suivantes :

1° Suppression d'une partie des objets de campement en les remplaçant par une cuisine traînée par des chevaux et pouvant, même en marche, faire le café et la soupe;

2° Réduction du volume de l'alimentation, en employant, pour nourrir les hommes en campagne, tous les moyens connus pour concentrer les éléments nutritifs;

3° Réduction du poids porté par le soldat, en remplaçant la quantité de vêtements par la qualité de ces derniers;

4° Costume uniforme, autant que possible, pour toutes les armes de l'armée, de manière à rendre plus facile les approvisionnements. Simplification du costume, en considérant seulement le temps de guerre et en ne donnant rien au luxe et aux inutilités pour le temps de paix. Rapprocher le plus possible l'uniforme de l'officier de celui du soldat qu'il commande. Suppression des épaulettes; les remplacer par des signes qui ne se voient que de près;

5° Étude des moyens de transport pour les approvisionnements d'une armée en marche;

6° Étude complète de la défense du pays, en utilisant ses chaînes de montagnes, ses lacs, ses fleuves, ses vallées, ses côtes et ses ports de mer. Suppression des villes fortifiées; les remplacer par des camps retranchés ou un système de défense ne comportant que des défenseurs;

7° Étude sérieuse de nos voies de grande communication, routes nationales, chemins de fer, canaux, etc., au point de vue stratégique, de manière à ce que la prise d'un pont ne puisse interrompre la communication des lignes entre elles;

8° Étude complète des moyens de destruction qui peuvent être employés contre l'ennemi;

9° Étude physique, historique et militaire

de la France; cartes stratégiques;

10° Étude des découvertes des sciences dans leur application à l'art militaire : chemins de fer, télégraphie, photographie, aérostats, lumière électrique, bombes éclairantes, passage des fleuves et des rivières, fours mécaniques de campagne, poudre nouvelle, armes nouvelles, etc. »

DES NOBLES ET DU CLERGÉ.

Ces deux classes représentent un parti nombreux et puissant dans la société; nos plus grands désastres leur sont attribués par les braillards, les insurgés et les mécontents, représentant l'opposition sous tout gouvernement, quelle que soit sa forme.

On dit des premiers qu'ils sont légitimistes ou orléanistes; des seconds, qu'ils sont des légitimistes et qu'ils voudraient nous ramener aux temps antérieurs, à 93, comme si la chose était possible. Supposer à cette classe de pareilles idées, c'est la considérer comme idiote. Peut-on admettre, en effet, que ces messieurs rêvent un semblable retour et puissent avoir la pensée de nous faire rétrograder de plus de trois quarts de siècle ? c'est insensé, et ceux qui sèment de pareilles idées ne le pensent même pas. Ils cherchent des griefs, ils se font armes de tout pour exploiter les classes ignorantes : ne nous laissons pas prendre dans le piége, on veut nous leurrer.

C'est encore chez le noble que vous trouverez les meilleurs sentiments : la charité, la religion, la moralité, la politesse, etc. Cette classe n'a pas de rapport avec le riche parvenu. Chez celui-ci, que l'on appelle souvent *faiseur de pauvres*, vous retrouverez encore les traces de la mesquinerie, de l'avarice, de l'égoïsme et de l'orgueil. Il a beau farder son origine, elle se laisse toujours apercevoir. Il n'en est pas de même des premiers, sauf de rares exceptions.

Malgré cette différence, ces deux classes marchent presque toujours vers le même but en matière politique; elles désirent l'ordre avant tout et la forme du gouvernement leur importe beaucoup moins qu'on ne veut le faire supposer; ils savent qu'il n'est guère possible de rétrograder, et encore qu'y pourraient-ils gagner?

Quant au clergé, il représente la religion Catholique; il fait tous ses efforts pour amener la conciliation; il cherche le moyen de nous faire supporter nos misères avec moins d'amertume; il mène une vie austère, se pose toujours comme un exemple à suivre. Il se produit rarement en public; dans sa résidence il est tout entier à l'église et à Dieu, car il a renoncé au monde; son dévouement est sans bornes, dans toutes les occasions il s'exposera au danger; s'il existe dans un pays une épidémie, vous le trouverez toujours bravant la mort au chevet du malade; si la guerre est déclarée, il s'enrôlera le premier pour consoler les blessés, et leur apporter les secours de la religion. Vous l'avez vu sous les boulets relever les soldats atteints, et trouver souvent lui-même une mort aussi glorieuse que celui qui portait les armes.

Tel est le caractère de l'homme dévoué qui devient cependant un objet de critique pour une masse d'insensés qui ne craignent pas de l'invectiver, de l'emprisonner et de demander sa disparition; ils le considèrent comme un ennemi dangereux, parcequ'il combat leurs doctrines, fait ressortir leurs vices et dénonce la corruption.

Comme argument ces libres-penseurs prétendent que la religion catholique est inutile, qu'on peut très-bien s'en passer, qu'elle n'est qu'une affaire d'argent et rien autre chose. Chez les protestants et chez les juifs, disent-ils, rien de tout cela; qu'y a-t-il de fondé dans ces allégations?

Cette caste de libres-penseurs et d'impies, trop nombreuse malheureusement, veut anéantir notre religion, c'est incontestable, mais pour n'en observer aucune. Toute conversation sur ce sujet les contrarie parcequ'elle les rappelle à eux-mêmes : le remords les ronge quand ils réfléchissent; ils repoussent à la hâte toute idée de leur passé; ils n'osent songer à l'avenir; le mot *mort* les effraye! c'est que malgré tant de sots raisonnements et ce mépris apparent de toutes croyances, le nombre des incrédules est infiniment petit. Le langage de la plupart de ces gens est bien opposé à leur pensée; ainsi lorsqu'ils se trouvent seuls et que parfois ils se prennent à réfléchir, nul doute qu'ils ne soient frappés de cette opposition flagrante entre leur parole, leur conduite et la foi secrète de leur cœur.

En effet, tirez à part un de ces hommes qui

nient sans pudeur toute vérité religieuse, celui qui présentera le plus d'astuce, le plus d'incrédulité, amenez-le froidement à raisonner, il avouera, sans difficulté, qu'il croit à un Être Suprême, et, partant de là, ne pouvant lui contester sa puissance et sa justice, il ne pourra méconnaître l'immortalité de l'âme et une vie future. Tous ces hommes en sont là cependant; mais ils passent des années sans avoir l'occasion de faire ces réflexions; ils se laissent entraîner par le torrent du milieu où ils vivent, ne parlant jamais que de futilités, de politique, critiquant, calomniant constamment ceux qui ne font pas partie de leur ligue, et qui commettent, suivant eux, le crime d'aller à la messe; aussi ils ont tout oublié, même leur signe de croix, et si une circonstance les amène à l'église, vous les voyez très-embarrassés, et, ne sachant quelle posture prendre, ils en sont réduits à imiter ceux qui pratiquent, et dont si souvent ils ont fait gorges chaudes.

Quel préjudice peut donc leur porter le parti Catholique? Ce parti s'occupe-t-il d'eux? mais non! Pourquoi n'agissent-ils pas de même? S'il leur convient de renier les lieux saints où tous ont reçu le baptême, une instruction salutaire et de sages conseils, ils en ont la liberté; mais alors qu'ils soient donc assez conséquents pour reconnaître leur injustice, et puisque toutes leurs phrases contiennent le mot *liberté*, qu'ils s'observent eux-mêmes à l'égard de tous, c'est le moyen de donner tant soit peu créance à leurs chétives théories.

Faut-il dire un mot de la question des cérémonies religieuses, depuis le baptême jusqu'à la mort, et qui, suivant ces mêmes libres-penseurs, devraient se faire gratuitement? Je ne parlerai ici que des prêtres de nos campagnes; je ne suis pas apte à apprécier le revenu que peut procurer telle ou telle ville de telle ou telle population. Tout ce que je sais c'est que si, pour ceux-ci, le casuel est plus important, les frais sont plus considérables : tout est relatif.

Le casuel produit dans les communes par les baptêmes, mariages, enterrements, etc., ne s'élève pas en moyenne à plus de 400 ou 500 fr. Lorsque vous aurez retranché les deux tiers au moins de cette somme, qui reviennent de droit à la fabrique et aux employés d'église, que restera-t-il au pauvre Curé de ce casuel dont vous faites si grand tapage? 150 ou 180 f. Mettez 200 f., si vous le voulez. Ajoutez à cette somme les honoraires de messes et le traitement de 850 à 900 f. fourni par l'état, et vous aurez à peu près le revenu annuel de la plupart de nos prêtres.

Croyez-vous que 1200 à 1300 f. soient un chiffre exagéré? Si vous admettez que cette somme n'est pas trop élevée, et vous serez assez raisonnable pour le reconnaître avec moi, assurez-la à vos prêtres; offrez-leur, avec des garanties sérieuses, un traitement fixe et équivalent à ce casuel incertain qu'ils perçoivent avec tant de peine; faites des rentes à vos fabriques et à vos employés d'église, alors seulement vous pourrez parler de cérémonies gratuites du culte; alors seulement vous pourrez, avec quelque chance de succès, aborder cette question avec vos pasteurs; jusque-là, n'y songez pas : vous êtes ridicules et rien de plus. Avez-vous jamais songé à ouvrir des classes gratuites sans vous charger des frais d'entretien de l'école, et sans faire un traitement à vos instituteurs?

Réfléchissez donc, messieurs les critiques et soyez plus indulgents; laissez pratiquer ceux qui en ont l'intention, ils vous obsèdent rarement pour les imiter; un peu plus de liberté pour les autres puisqu'elle est votre devise.

Ah! je sais bien ce que vous cherchez : vous voudriez faire disparaître la religion, mais c'est en vain, soyez-en certains; elle a existé avant vous et elle vous enterrera ainsi que toute votre génération. Tous les peuples, vous le savez, ont une croyance que vous-mêmes partagez, mais que vous n'osez avouer dans le but présumable d'augmenter le désordre et la corruption; vous y avez réussi, en effet, mais en recueillerez-vous les fruits? Dieu seul le sait. Je vous avouerai franchement que parmi vos coréligionnaires, il peut se trouver de très-honnêtes hommes, ayant de bons sentiments du bien; mais je n'aurais pas confiance en vous tous, surtout comme soldats, car vous devez craindre la mort et la fuir à toutes jambes quand vous apercevez le danger. Consultez vos chefs et vous les trouverez toujours braves quand ils auront des sentiments véritablement religieux. Soyez sincères, vous qui avez vu le danger et vous serez de mon avis. J'en citerais des milliers d'exemples; cette règle est presque générale, car les exceptions sont rares.

Lecteurs, je vous ai livré ici quelques-unes de mes réflexions que l'inaction forcée donne à tout homme qui a encore l'origine française.

Mon âge, la pratique des affaires, la fréquentation de toutes les classes de la société, depuis le prolétaire jusqu'aux hommes les plus hauts placés, doivent donner quelque autorité à ma pensée qui, cependant, n'échappera pas à la critique.

J'appartiens au commerce; je n'ai jamais rien sollicité des gouvernements déchus et n'ai point occupé d'emplois salariés, c'est vous dire que je ne dois pas être accusé de partialité envers telle ou telle classe dont je me suis occupé. J'exprime la vérité suivant mes convictions et sans intérêt ni pression, au risque de faire des mécontents. Je demande, quoi? la reprise des affaires, le rétablissement de l'ordre et la conciliation avant tout.

Puis, avec un peu de philosophie, nous

pourrions encore être heureux ou plutôt moins malheureux que nous ne le sommes, si nous savions où va se gîter ce qu'on peut appeler ainsi, car le bonheur n'est ni dans le jeu, ni dans les orgies, ni dans l'oisiveté, ni dans le luxe, pas même dans la fortune et le vieux manoir.

Avec la santé et le travail, sans ambition, avec la simplicité, la classe la plus heureuse, suivant mes appréciations, est le petit propriétaire rural, ayant à peine dix mille francs de fortune. Celui-là peut nourrir deux vaches, avoir une basse-cour pour ses besoins, et récolter plus de céréales qu'il lui en faut pour vivre. Avec son excédant, il peut se donner vin, épicerie, etc., se procurer tout le confortable voulu pour ne manquer de rien; il élève sa petite famille paisiblement et sagement, et tout le monde travaille. Ses enfants n'imitent pas nos citadins qui fument le cigare à partir de dix ans à peine, fréquentent les cafés pour faire genre, et s'habituent de bonne heure à dépenser leur salaire s'ils sont ouvriers, habitude qu'ils ont le talent de conserver toute leur vie. Ce genre de vie perd la santé, la bourse et la considération, amène la désunion dans le ménage, et fait forcément de leurs enfants, s'ils deviennent pères de famille, de mauvais sujets dont les grands centres sont encombrés.

REMÈDE.

Purger les centres de tous ces satellites, les ramener au foyer primitif où leur présence serait utile pour les besoins de la culture, serait un grand service à rendre à celle-ci et en même temps à cette masse qui trouverait le bonheur qu'elle a sottement abandonné.

Le domestique laboureur, avec ses 300 ou 400 francs de gage, est certainement plus heureux que l'ouvrier des villes qui gagne de 5 à 6 francs par jour, et le premier mettra plus d'argent de côté que le dernier.

Si l'on formait de vastes concentrations d'ouvriers agricoles sur divers points de la France, à l'instar de la colonie de Citeaux, qui occupe plus de 500 ouvriers, bien que la superficie cultivée soit relativement peu importante, on arriverait à doubler et même tripler la production de la France, car la terre est loin de donner son maximum de rendement.

On arriverait ainsi à améliorer la propriété en lui donnant une mieux-value considérable; on ôterait le trop plein des ouvriers des grands centres, et la vie deviendrait à meilleur marché, parceque l'équilibre s'établirait entre la production et la consommation. Ces trois résultats donneraient des avantages immenses et changeraient notre organisation sociale.

Les terrains sur lesquels on devrait opérer se trouveraient facilement. Nous rencontrons souvent des propriétés immenses négligées et presque sans valeur dans toutes les parties de la France. C'est là que de vastes associations devraient se former, et si tous les travailleurs avaient un intérêt au succès de l'entreprise, on en trouverait assez pour remplir le but proposé, car beaucoup d'ouvriers sont dégoûtés du séjour des villes, et seraient très heureux de changer leurs habitudes de débauches et d'oisiveté contre une vie régulière, hygiénique et pleine d'attraits, qui leur permettrait en même temps d'assurer un avenir à leur famille. Tel est le moyen indiqué plus haut pour moraliser les masses et dépeupler les villes.

Ces quelques réflexions sont écrites depuis plus d'un an; elles étaient destinées à rester dans le carton des oublis; cependant les ayant communiquées à une [personne amie capable d'en apprécier le faible mérite, et celle-ci les ayant confiées à d'autres amis, plusieurs m'ont engagé à les faire imprimer et à les livrer au public, ce que je me décide à faire. Or, depuis cette époque, il s'est passé bien des événements qui m'inspirent quelques réflexions nouvelles : nous sommes au 22 juin 1873.

Napoléon Ier disait : « Il n'y a que deux puissances dans le monde : le sabre et l'esprit. » J'entends par l'esprit les institutions civiles et religieuses, à la longue le sabre est battu par l'esprit.

Depuis l'avénement de M. Thiers au pouvoir, on ne peut méconnaître les immenses services rendus par ce grand et illustre citoyen; mais il s'est vite usé, comme tous les grands hommes de ce siècle, parce qu'il ne possédait pas toutes les vertus qui peuvent mettre au-dessus des autres hommes celui qui est appelé à être leur chef. Ainsi les radicaux ont amené M. Thiers à confesser qu'il avait pris avec eux de certains engagements qui ne lui permettaient pas de les maltraiter; c'est ainsi que plusieurs chefs de la commune avaient vu leur impunité proclamée, que le clergé de Paris et d'autres grandes villes était insulté en pleine rue, que les sœurs de Charité osaient à peine sortir de leur cloître dans la crainte d'être huées et sifflées, en pleine rue et en plein midi, sans que l'autorité supérieure ait pris aucune mesure de répression contre cette racaille insolente; obligeant les évêques de conseiller au clergé de se déguiser en civil pour éviter les insultes. Un pareil gouvernement ne peut durer longtemps; ce parti abject trop toléré finit même par mépriser un chef aussi pusillanime. Aussi l'élection du 11 mai l'a prouvé à Paris; le candidat de M. Thiers, l'honorable de Rémusat, a été sacrifié par ce même parti qui lui a préféré M. Barodet, inconnu assurément des Parisiens; nous allions directement à la commune, si la majorité de la chambre, formant plusieurs camps jusqu'alors, ne s'était unie pour former un seul faisceau et combattre ainsi l'ennemi commun. Cette majorité nous a sauvé d'un grand péril, il faut le reconnaître. Ce premier résultat obtenu par la démission de M. Thiers, il s'agissait de lui trouver un successeur, ferme, honnête, brave, indépendant, ne voyant que la France, la Patrie, sans s'occuper de lui-même ni d'esprit de parti;

pouvait-on faire un meilleur choix qu'en la personne de l'illustre maréchal de Mac-Mahon? Avec lui, nous avons la puissance du sabre, tout naturellement, il nous donnera la puissance de l'esprit : il le peut, il le doit, et il y a plus, il le veut. Ainsi, à la date de ce jour, je lis dans le journal de la Nièvre :

Deux insulteurs pris au piége.

« Une lettre adressée au journal du Cher raconte les faits suivants :

« Mercredi dernier, je prenais à Bourges le train de sept heures et demie pour aller à Nérondes. Le compartiment de troisième classe dans lequel je montai était déjà occupé par quatre militaires, deux civils et un prêtre, que plus tard je sus être le curé de Savigny. A peine le convoi était-il en marche qu'un des militaires (celui-là avait obtenu le jour même son congé définitif) se mit à injurier l'armée, surtout les chefs. Personne ne fut épargné; le maréchal Président de la République pas plus que l'Assemblée Nationale n'échappèrent aux invectives de cet indigne soldat.

« Puis vint le tour de tout ce qu'un chrétien respecte : Dieu, la Vierge et l'Église ; en revanche], Robespierre fut chaleureusement glorifié. Enfin, à bout d'injures, comme personne ne lui répondait, il se tut; mais ce n'était pas fini, son triste rôle fut continué par l'un des civils, un voyageur de commerce. Le militaire s'était tenu dans les généralités, l'autre fit de la personnalité; il s'en prit directement à M. le curé de Savigny, qu'il traita de serpent, de vipère, de jésuite, etc. Le respectable prêtre laissa passer le flot d'injures, descendit à Savigny, sans dire un mot.

« Nos deux bons b.... de patriotes se félicitaient d'avoir écrasé l'infâme, et les congratulations duraient encore lorsqu'on arriva à la station d'Avor.

« Dans l'énivrement du triomphe, ils n'avaient point remarqué qu'un des voyageurs, qui avait donné pendant le trajet de fréquents témoignages muets d'indignation, sautait précipitamment du wagon et courait en toute hâte au poste du camp d'Avor. Au bout de quelques secondes, ont vit apparaître à la portière un caporal de la ligne suivi de quatre hommes, qui fit descendre tous les voyageurs et les conduisit au bureau de police du camp. Vous voyez d'ici le tableau et la mine que firent nos deux insulteurs : cette fois encore la roche Tarpéïenne était proche du Capitole.

« Les héros de cette scène n'avaient pas eu de chance. Nous avions depuis Bourges pour compagnon de route, M. le commissaire de police du camp d'Avor, (M. Jeannet, ancien commissaire de police à Donzy et à la Charité-sur-Loire). Voilà un brave fonctionnaire qui aura peu d'agrément sous la prochaine commune; mais en attendant, les bons citoyens le féliciteront d'avoir accompli son devoir avec fermeté et intelligence.

« Comme témoin je puis vous dire les noms des deux coupables : le militaire s'appelle

Jean Virollet, soldat au premier régiment d'artillerie; le voyageur de commerce a nom Jean-Baptiste Gayard, représentant d'une maison de bijouterie de Paris. Tous deux ont été expédiés sur la prison de Bourges. »

Ces ignobles conversations avaient lieu journellement ; les auteurs choisissaient de préférence des enfants ou des gens ignorants, dans le but de tout détruire et de prêcher la corruption. Sous d'autres gouvernements, le commissaire n'aurait pas agi ainsi, il n'avait pas d'ordres. Quelques exemples de cette nature suffiront pour faire réfléchir MM. les voyageurs qui, à table d'hôte, se font un plaisir d'insulter la religion, le gouvernement et tout ce qui est au-dessus d'eux. Qu'une loi sévère punisse comme ils le méritent ces insensés, qu'en l'absence d'un commissaire, deux témoins honorables suffisent pour établir le délit et vous verrez qu'aux réunions, soit de café ou de table d'hôte, la prudence deviendra pour tous une règle commune, et, suivant moi, c'est un point d'une très-grande importance. Qui pourra s'opposer à cette loi? Qui osera la critiquer?

Le Président actuel peut donc réunir les deux puissances, celle du sabre et celle de l'esprit, et les faire marcher de front; il a plus de force qu'un membre quelconque d'une branche aspirant au pouvoir; il peut rendre la France aussi puissante qu'il lui plaira, il a tous les éléments entre mains; qu'il ne faiblisse pas sous aucun prétexte, que la sévérité, la justice, l'impartialité, l'observance sévère des lois et de la religion soient sa ligne de conduite, et avec ces conditions il aura le pays avec lui et le respect de toute l'Europe. La France est riche, ce qu'elle demande pour développer son commerce et son industrie c'est la tranquillité et la confiance dans l'avenir.

Château-Chinon, typ. Dudragne-Bordet.

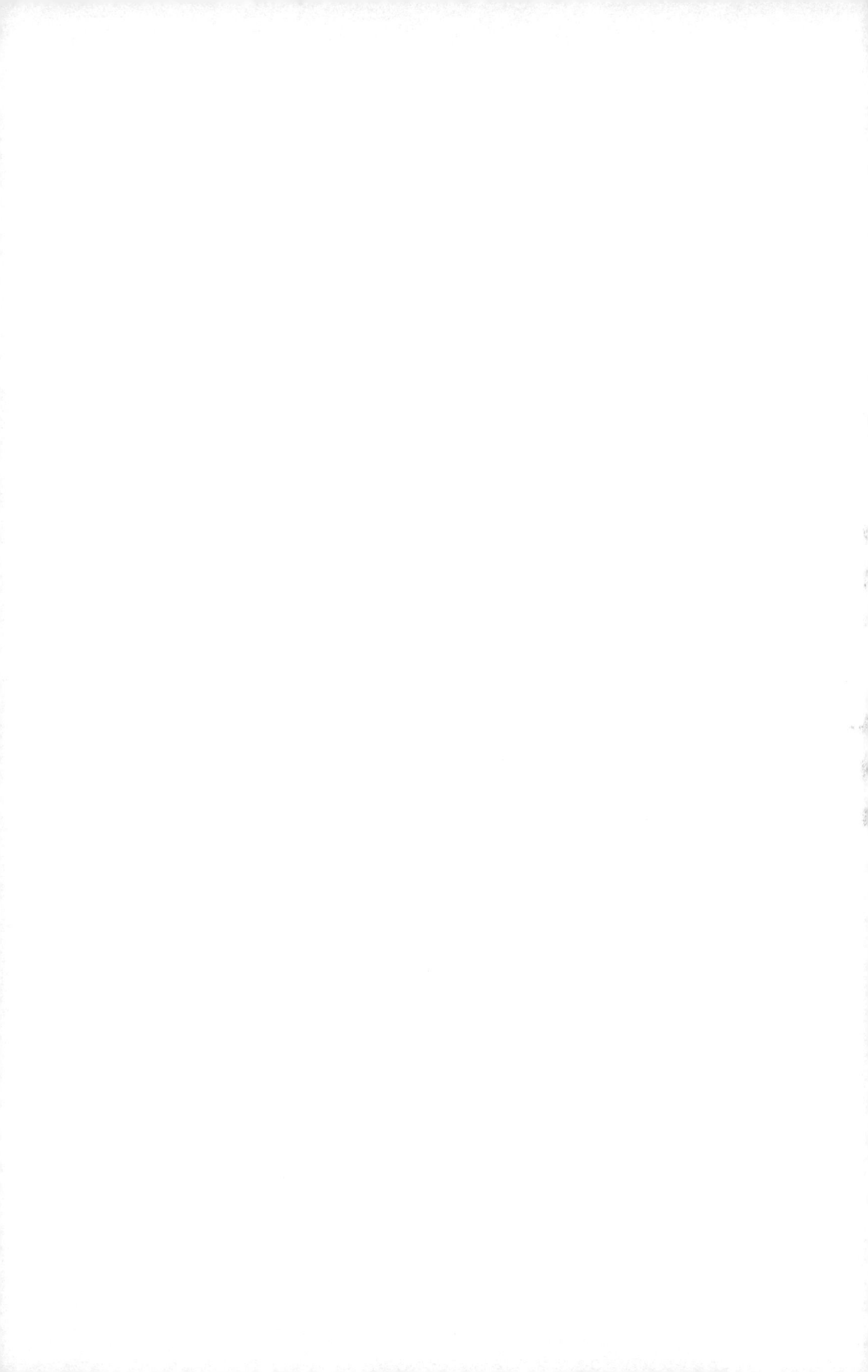

www.ingramcontent.com/pod-product-compliance
Ingram Content Group UK Ltd.
Pitfield, Milton Keynes, MK11 3LW, UK
UKHW021008200726
13857UKWH00004B/1338

9 782011 747365